MÉMOIRE

SUR

LA NATURE ET SUR LE TRAITEMENT

DE

L'ANGINE COUENNEUSE.

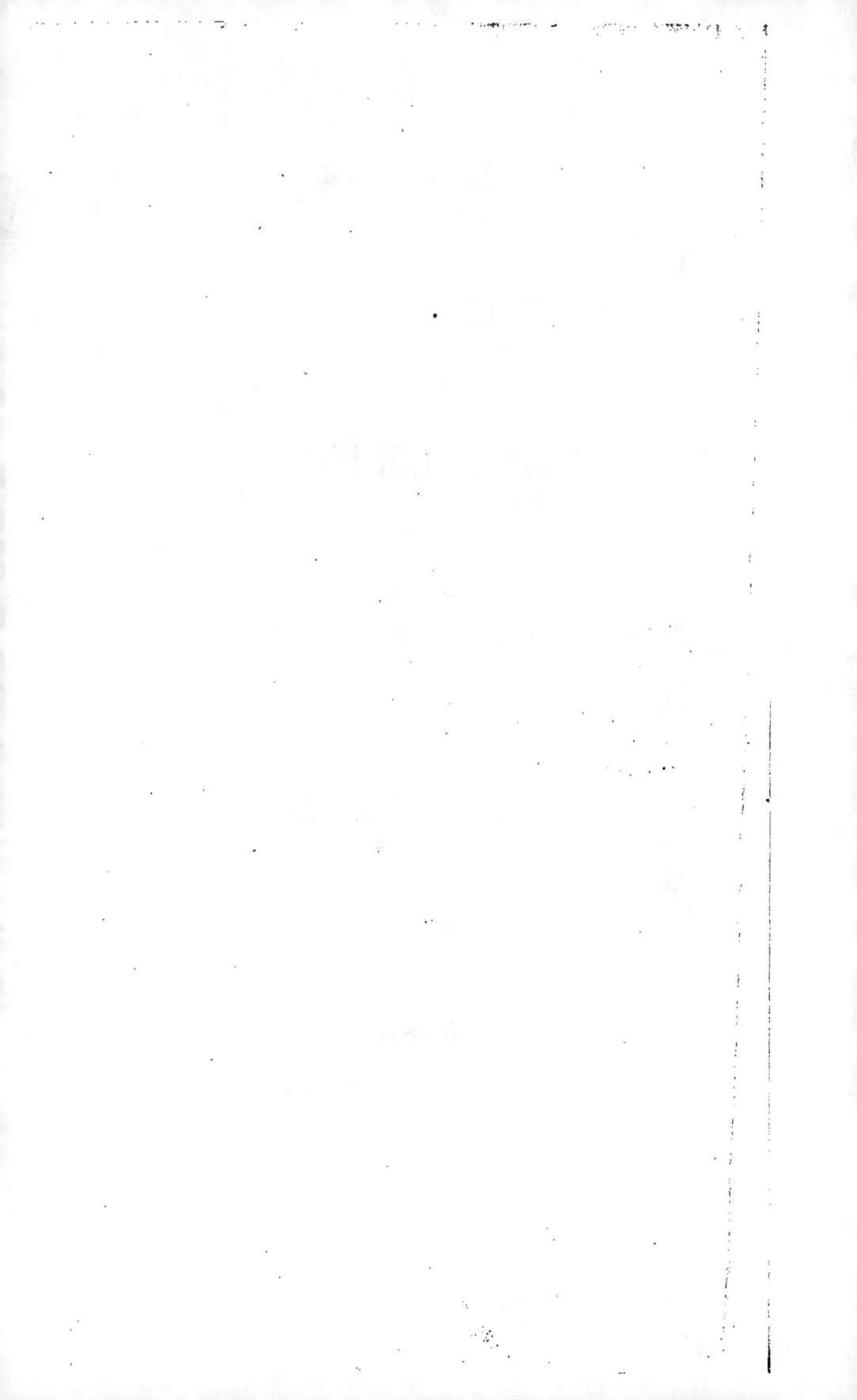

MÉMOIRE

SUR

LA NATURE ET SUR LE TRAITEMENT

DE

L'ANGINE COUENNEUSE.

PAR LE DOCTEUR

MARCHAL (DE CALVI).

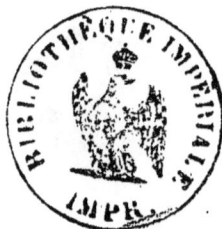

Publications de l'**Union Médicale**, Mai et Juin 1855.

PARIS,

TYPOGRAPHIE FÉLIX MALTESTE ET Cie,

Rue des Deux-Portes-Saint-Sauveur, 22.

1855

MÉMOIRE

SUR

LA NATURE ET SUR LE TRAITEMENT

DE

L'ANGINE COUENNEUSE.

Je publie ce mémoire à l'occasion d'un fait d'angine couenneuse, dans lequel j'ai employé une médication nouvelle (1) ;
mais je me propose, en même temps, et surtout, de démontrer
l'inutilité, plus encore, la nocuité de la cautérisation dans le
traitement de cette maladie.

Ce travail se compose de cinq paragraphes.

Dans le premier, j'énonce mes argumens contre la cautérisation, et je rapporte le cas d'angine couenneuse scarlatineuse
dans lequel j'ai employé la médication alcaline ;

(1) Voir, au *Post scriptum*, p. 37, la réclamation de priorité de M. le docteur
Lemaire.

Dans le second, je réponds à une objection qui m'a été présentée;

Dans le troisième, je consigne une observation qui prouve, d'une part, le caractère général, diathésique (holopathique), de l'angine couenneuse, et, d'autre part, expérimentalement, l'inutilité et la nocuité de la cautérisation;

Dans le quatrième, je rapproche l'angine couenneuse d s fièvres éruptives, et je lui fais succinctement l'application des règles thérapeutiques qui doivent présider au traitement de ces pyrexies;

Dans le cinquième, enfin, je présente quelques considérations sur la prophylaxie de l'angine couenneuse, de la diphthérite en général.

I.

L'angine couenneuse, que nous voyons, depuis quelques mois, régner épidémiquement à Paris, est une maladie doublement redoutable, en ce qu'elle met la vie en grand péril, et trouve l'art presque désarmé. Il n'existe, en effet, aucune méthode que l'on puisse lui opposer avec assurance, ou même avec un espoir fondé de guérison; et quiconque en est atteint est livré, sans recours éprouvé, aux chances les plus funestes (1).

_____

(1) « L'angine pseudo-membraneuse n'offre souvent point de gravité par elle-même et se termine ordinairement d'une manière favorable, soit à l'aide des secours de l'art, soit spontanément, dans l'espace de quinze à vingt-cinq jours. Elle ne devient véritablement dangereuse que dans les cas où la maladie se propage vers les organes de la respiration et donne lieu au croup ou à l'espèce particulière de pneumonie dont nous avons parlé. » (*Diction. de méd.*, 2ᵉ édit., tome III, page 120. Guersant.) Cette assertion a grand besoin d'explication; telle quelle, elle pourrait inspirer une sécurité dangereuse; les seules angines pseudo-membraneuses auxquelles elle s'applique sont celles qui ne sont point accompagnées de l'engorgement des ganglions sous-maxillaires; cet engorgement est d'une importance capitale dans le pronostic

La cautérisation n'est qu'un moyen local qui ne touche pas au principe de la maladie. Ce principe est dans le sang, car l'angine couenneuse est une holopathie, c'est-à-dire une maladie générale, qui se localise dans la membrane muqueuse de l'arrière-gorge.

Le caractère diathésique (nous disons holopathique) de la diphthérite est présenté avec beaucoup de force dans un travail extrêmement intéressant, publié par M. le docteur G. Empis, dans les *Archives générales de médecine* (1850), sous ce titre : *Étude de la diphthérite, d'après une maladie observée à l'hôpital Necker* en 1848 (1).

Avant d'aller plus loin, je demande au lecteur la permission de présenter quelques remarques incidentes sur ce que j'appelle une *holopathie.*

Ce mot est formé de ὅλος, *tout entier*, et de παθος, *maladie*; soit maladie de l'entier, *totius substantiæ*, ou maladie générale. Deux mots de notre langue, *holocauste, holographe*, ou, plus généralement, mais moins correctement, *olographe*, sont formés du radical ὅλος, et impliquent l'idée de totalité : *victime consumée en entier; testament écrit en entier de la main du testateur.* Le mot que je propose a donc, en sa faveur,

---

l'angine couenneuse qui offre cette complication, ou mieux ce caractère, est une des maladies les plus terribles, et c'est elle que j'ai en vue ; c'est elle que l'on a surtout observée cette année, et qui a jeté l'effroi dans la partie éclairée de la population.

(1) « L'angine pseudo-membraneuse, dit Guersant, est, *comme nous l'avons vu*, une affection primitivement locale.... » (*Loc. cit.*, t III, p. 130.) J'ai cherché vainement dans l'article de Guersant les preuves de cette assertion, aussi dangereuse qu'erronée, car elle autorise, à l'exclusion de tout autre moyen de traitement, la médication répressive, la cautérisation, qui est nuisible. La vérité est dans ce passage du mémoire de M. Empis : « ... Semblable en cela à toutes les affections disséminées, cette affection (la diphthérite) suppose un état morbide général ou une diathèse toute particulière, engendrant et reliant entre elles des inflammations, diverses par leur siége, leur étendue, leur intensité, leur durée et leur nombre, mais identiques par leur nature. » (Page 18.)

l'exactitude étymologique et l'autorité des précédens. Maintenant, est-il nécessaire ? Je le crois. En effet, on ne peut pas donner le même nom de *diathèse* à la maladie strumeuse et à la variole, par exemple ; et pourtant, dans l'une et dans l'autre, le caractère général de la maladie est évident. Toutes ces maladies à caractère général, qui sont les véritables maladies, je les appelle des *holopathies* ; seulement, les holopathies à forme aiguë, telles que la fièvre typhoïde, la scarlatine, la morve, etc., constitueraient les holopathies proprement dites ; tandis que l'on conserverait leur nom de diathèse, afin de s'éloigner le moins possible de la convention, aux holopathies à forme chronique, telles que la scrofule, etc. La pathologie se diviserait ainsi en deux grandes parties, dont l'une comprendrait les holopathies et l'autre les organopathies.....

Mais revenons à la cautérisation dans la diphthérite, ou plutôt dans l'angine couenneuse, car c'est surtout de cette espèce de diphthérite que j'entends parler.

Non seulement la cautérisation est un mode thérapeutique vicieux, en ce qu'elle s'applique à l'effet, sans toucher à la cause ; mais encore je crois pouvoir affirmer qu'elle est nuisible ; et je ne me dissimule pas la gravité de cette affirmation. J'ai vu plusieurs fois les accidens augmenter immédiatement après la cautérisation, notamment dans un cas que je vais rapporter sommairement.

Pendant mon séjour à Bellevue, dans l'hiver de 1853-1854, je fus consulté pour une petite fille de 5 ans, blanche, blonde, replète, fille d'un homme ayant dépassé la cinquantaine, et goutteux. Elle avait de la fièvre, et languissait depuis plusieurs jours. Elle souffrait de la gorge, et le cou était légèrement tuméfié dans les régions sous-maxillaires. Cette enfant, très gâtée, qui ne me connaissait pas, et poussait des cris à mon approche, ne voulut pas me laisser voir sa gorge.

J'examinai les parties génitales ; elles étaient très rouges, enflammées, et offraient, sur quelques points, un produit d'exsudation blanchâtre. J'annonçai que, selon toute probabilité, l'affection de la gorge était de même nature, et que le cas était grave. Je n'avais pas alors l'idée de combattre la diphthérite par les alcalins ; et même, ce fut à la suite de ce cas, en réfléchissant à sa triste issue, que je m'arrêtai à cette idée.

Je prescrivis un grand bain, et je me proposais de conduire le traitement en employant les adoucissans, tout en soutenant les forces. Mais le père, que mon diagnostic avait alarmé et qui avait son médecin à Paris, lui écrivit. Ce médecin arriva aussitôt. C'est un praticien instruit et expérimenté, mais imbu de la doctrine générale sur l'opportunité de la cautérisation dans l'angine couenneuse. Il pratiqua la cautérisation en mon absence, me laissant un mot d'explication ; à partir de ce moment, le cou se tuméfia extrêmement (1), les accidens généraux s'aggravèrent ; bref, la pauvre enfant alla de mal en pis, et mourut le huitième jour après la cautérisation, qui, du reste, fut renouvelée, sans mon acquiescement, bien entendu, car dès que le nitrate d'argent eût été appliqué, je demeurai simple spectateur.

Qu'il y ait lieu de penser que l'enfant eût également succombé sans la cautérisation, je l'accorde ; mais j'affirme que l'état morbide s'est aggravé tout de suite après la cautérisation, et cela suffit à mon argumentation.

Une raison qui condamne la cautérisation, c'est, le plus souvent, l'impossibilité de la faire complète, alors même que le

(1) Je fus bien frappé d'une remarque de la religieuse qui veillait la petite malade. « J'ai perdu tout espoir, me dit-elle, dès que j'ai vu se former *les trois plis* ; quand ce signe paraît, les enfans sont perdus. » Elle voulait parler des reliefs auxquels donne lieu la tuméfaction du cou, et qui, effectivement, étaient au nombre de trois, séparés par deux sillons.

malade s'y prêterait avec toute la bonne volonté possible. En effet, ce n'est pas seulement dans l'isthme du gosier qu'existent les fausses membranes : il y en a dans les fosses nasales, dans les trompes d'Eustache. Or, comment porter le caustique dans toutes les anfractuosités des fosses nasales, et, à plus forte raison, dans la trompe d'Eustache (1)?

Certes, s'il était possible de brûler, dès l'origine, la pustule qui deviendra un chancre infectant, de détruire dans une certaine étendue le tissu qui en est le siége, il y aurait grand avantage à le faire, en ce que l'infection serait prévenue. Mais à quoi servirait-il de cautériser les pustules de l'ecthyma syphilitique, consécutif à l'infection, symptôme de l'infection? Or, de même que l'ecthyma syphilitique est un effet de la diathèse syphilitique, de même les fausses membranes sont un effet de l'holopathie diphthéritique.

A quoi bon s'attaquer à l'effet? Ce n'est pas bon, et ce n'est pas indifférent. C'est mauvais, car la cautérisation irrite les parties, ajoute à l'inflammation, et, par cette élévation incidente de l'action organique, par la réaction qui en est la suite, diminue la résistance vitale, déjà si fortement atteinte par le principe de la maladie, essentiellement hyposthénisant ou dépressif.

Il est possible que la cautérisation fasse pis encore. Est ce qu'en attaquant sur un point la manifestation diphthéritique, on ne la provoquerait pas à se reproduire sur un autre point, peut-être plus important; de telle sorte que la maladie, qui pouvait n'être pas mortelle, le deviendrait à cause précisément de ce changement de siége? Voici un passage du mémoire de

----

(1) On dit bien de faire des injections caustiques dans les fosses nasales, mais il est impossible d'en espérer un effet certain ; puis, resteraient les fausses membranes des trompes.

M. Empis, qui pourrait avoir, à cet égard, une bien grave signification :

« ..... Chez plusieurs de nos enfans, la diphthérite débuta par une plaque très souvent circonscrite, qui fut vigoureusement combattue par l'action fréquemment réitérée des caustiques ; l'application locale était promptement suivie d'une grande amélioration ; la diphthérite cessait de s'étendre en surface, et au bout de quelques jours marchait vers la cicatrisation ; cependant, ou lors même que la cicatrisation était complète, comme chez plusieurs de nos enfans, on voyait, au bout de dix à quinze jours, la diphthérite se répéter avec violence sur le canal aérien et produire la mort. » (P. 53-54.)

Est-on bien sûr que la diphthérite se serait répétée et serait devenue funeste si l'on n'avait pas employé la cautérisation ? Est-on bien sûr, d'une manière plus générale, que, quand l'angine couenneuse se propage au larynx et donne lieu au croup, la cautérisation de l'arrière-gorge n'y ait été pour rien ?

De deux choses l'une : ou la cause générale est épuisée dans une première efflorescence pseudo-membraneuse, et la répression locale est sans objet (je parle de l'angine couenneuse et non du croup) ; ou la cause générale subsiste, et la cautérisation ne l'empêchera pas de se manifester, si même elle ne la seconde, ce qui est probable.

Quant à la propriété extensive des fausses membranes (1), c'est une vue de l'esprit que rien ne justifie. Si les pseudo-membranes avaient la propriété de s'étendre, il ne serait jamais assez tôt pour les réprimer, pour les détruire ; mais la même cause générale qui a fait exsuder une première fausse

---

(1) M. Guersant insiste beaucoup sur le caractère *serpigineux* des pseudo-membranes ; mais ce caractère est tout à fait imaginaire.

membrane, ne suffit que trop à en faire naître de nouvelles, à côté ou loin de celle-là.

Je crois fermement que l'école de Tours a causé un grand préjudice en introduisant la méthode substitutive dans le traitement de l'angine couenneuse, et, plus généralement, de la diphthérite. Cette méthode peut donner de bons résultats dans la blennorrhagie urétrale; elle en donne d'excellens dans la blennorrhagie conjonctivale, ou ophthalmie blennorrhagique, dans l'ophthalmie purulente en général ; mais ce sont là de simples lésions, indépendantes d'un principe acquis à l'économie entière. Dans la diphthérite, dans un état morbide qui se présente essentiellement avec les caractères d'une maladie générale ou holopathie, la méthode substitutive doit tendre à produire ce que produirait l'excision partielle d'une tumeur cancéreuse; elle doit, comme je l'ai fait pressentir, ajouter à la cause en voulant restreindre l'effet.

Certes, on voit l'angine couenneuse guérir après la cautérisation, mais je suis convaincu que c'est malgré la cautérisation; et, finalement, si l'angine couenneuse est mieux connue depuis les travaux de l'école de Tours, on a de fortes raisons de croire, en revanche, qu'elle ne fut jamais plus funeste, précisément à cause de l'emploi des caustiques.

Le principe, le miasme, le poison morbide, comme on voudra l'appeler, qui cause la diphthérite, on ne le connaît pas; mais il se manifeste par un phénomène, la formation de fausses membranes, qui atteste un excès de plasticité.

Cet excès de plasticité n'est point, comme on voit, le fait le plus élevé de la pathogénie de l'angine couenneuse; mais c'est le phénomène au delà duquel on ne peut parvenir quant à présent, celui auquel il faut s'adresser pour attaquer le mal le plus près possible de sa cause ignorée.

Convaincu douloureusement de l'inanité profonde de la thérapeutique dans le traitement de l'angine couenneuse, j'étais
résolu, le cas échéant, à me conformer au principe que je viens
d'exposer, c'est-à-dire à combattre l'excès de plasticité, sans
négliger toutefois l'élément inflammatoire.

Ce cas vient de se présenter.

M. Bassompierre, ingénieur en chef du chemin de fer de
Vincennes, qui m'a permis de le nommer, fut atteint, au commencement de ce mois (mars 1855), d'un mal de gorge, qui
parut d'abord léger, mais qui s'aggrava rapidement.

Appelé dès l'invasion, j'avais prescrit des moyens simples.
Le lendemain, l'inflammation gutturale était beaucoup plus
intense. La muqueuse de l'arrière-gorge était très rouge, œdé-
matiée; la déglutition était pénible, et la douleur spontanée
très vive, tant à l'arrière-gorge qu'aux régions sous-maxillaires, qui, néanmoins, ne présentaient pas de gonflement appréciable. Mais ce qui me frappa surtout et m'inspira dès le
premier coup d'œil la plus grande inquiétude, ce fut de voir,
sur la muqueuse palatine et sur les amygdales, qui n'étaient
pas très tuméfiées, des stries blanches, nacrées, formant, par
leur rapprochement, des taches très apparentes, sur lesquelles
il n'y avait pas à se tromper. C'était bien le produit d'une
exsudation plastique; et d'ailleurs, sur la langue, se montraient
çà et là de véritables fausses membranes pelliculaires, dont
une avait la largeur de l'ongle du petit doigt. Ainsi, l'exsudation plastique se présentait sous deux états : interstitielle sur
le voile palatin et sur les amygdales, et sous forme de fausses
membranes proprement dites sur la langue, qui était couverte,
en outre, d'un enduit pultacé gris-sale. J'essayai de racler
avec le doigt une des taches de la muqueuse du voile palatin ;
je n'y pus réussir, et le malade en éprouva une violente
nausée.

M. B... se plaignait d'une gêne extrême à la partie postérieure des fosses nasales, gêne qui arrivait à son comble dans
les mouvemens de déglutition.

Le pouls était à 130, large et mou.

En raison du grand nombre de fièvres éruptives qui exis-
taient dans le moment, l'idée d'une scarlatine imminente se
présenta naturellement à mon esprit.

Mais, d'une part, la mère du malade a succombé (en 1845)
à une angine couenneuse, et cette angine est souvent ce
qu'on peut appeler une maladie de famille (1).

D'autre part, la suffusion plastique du voile palatin et les
fausses membranes de la surface de la langue étaient de toute
évidence.

On pouvait donc craindre, chez un homme prédisposé héré-
ditairement, que la diphthérite, enrayant l'éruption, ne suivît
son cours comme si elle avait été idiopathique.

En conséquence, je me décidai, suivant les principes sus-
énoncés, à faire une application de sangsues, pour atténuer
l'élément inflammatoire, et à donner le bicarbonate de soude
à doses notables et rapprochées, pour combattre la tendance
plastique.

Je prescrivis douze sangsues aux régions sous-maxillaires
(six de chaque côté), et 12 grammes de bicarbonate de soude
en douze paquets (un toutes les demi-heures, dans une grande
cuillerée d'eau sucrée).

Il était neuf heures du matin. Je revins à une heure.

(1) Guersant tourne, si je puis m'exprimer ainsi, autour de l'idée d'hérédité, mais
il ne la formule pas; et cependant, chose étonnante, il cite des faits qui la démon-
trent, notamment le cas d'un frère et d'une sœur, qui, habitant des maisons différentes et n'ayant eu aucun rapport entre eux depuis quinze jours, furent atteints
presque en même temps d'angine couenneuse. J'ai vu, dans la même famille, trois
enfans sur quatre en être affectés, à des époques différentes, et deux en mourir, le
traitement ayant été le même pour tous.

Le malade avait pris 8 grammes de bicarbonate de soude. Le sang avait coulé abondamment par les piqûres des sangsues, et il coulait encore de même, paraissant moins plastique qu'à l'état normal.

Quant à la gorge, ce que je vis est inouï, et me causa autant de surprise que de joie. Ce fut au point que je doutai un moment de ce que j'avais vu quatre heures auparavant; mais j'y avais porté trop d'attention pour que le doute pût subsister.

La suffusion plastique du voile palatin et des amygdales avait complétement disparu; il n'en restait plus trace. Dans l'espace de quatre heures, un signe capable d'inspirer le plus grand effroi s'était effacé complétement. Était-ce sous l'influence du bicarbonate de soude? Je le croirais; mais c'est trop peu d'un fait pour une telle croyance et pour l'espoir qui en découlerait.

Je dis que le signe redoutable s'était effacé, quoique les fausses membranes de la surface de la langue persistassent. C'est qu'en effet, la disparition de l'exsudation interstitielle du voile palatin et des amygdales prouvait, dès ce moment, que la tendance plastique était réprimée. Quant aux fausses membranes de la langue (laquelle était et resta longtemps assez tuméfiée pour gêner considérablement le malade), elles ne pouvaient disparaître aussi promptement, leur élimination exigeant un travail dans les parties sous-jacentes, semblable, autant que je puis croire, à celui qui a pour effet la séparation d'une escarre. Soit que l'on admette ce mécanisme, soit que l'on pense qu'il se fait une sorte d'usure de la couenne par résorption moléculaire, et ces deux modes ne s'excluent pas, toujours est-il que la disparition des fausses membranes exige un certain temps (1).

(1) Guersant admet trois procédés d'élimination des fausses membranes : 1° le

Dès le soir, des points rouges, paraissant à la peau, signalaient l'éruption de la scarlatine, qui fut générale et intense, et qui, à peine arrivée à son déclin, fut suivie d'une miliaire, à vésicules blanches, séroïdes, très rapprochées au cou et aux bras, avec de courts paroxysmes, pendant lesquels le cœur battait à outrance, comme dans la suette.

Je dois ajouter que Mme Bassompierre, qui, dûment avertie du danger de la contagion, ne quittait pas la chambre de son mari, fut prise, à son tour, au huitième jour de la maladie de ce dernier, de mal de gorge, avec fièvre violente, puis de scarlatine, et bientôt après d'une suette miliaire.

Chose remarquable, l'angine, quoique intense et très douloureuse, ne présenta aucunement le caractère diphthéritique, et, par contre, la suette fut beaucoup plus accusée que chez M. Bassompierre, avec accès subintrans, très caractérisés et de longue durée, contre lesquels je dus employer le sulfate de quinine à haute dose.

Je reviens, maintenant, au point essentiel de cette observation : la disparition de la diphthérite gutturale sous l'influence probable ou seulement possible d'un sel alcalin.

D'abord il est bien certain qu'en thérapeutique on ne peut rien établir sur un seul fait. En second lieu, ce fait n'est pas aussi probant qu'on le désirerait, attendu que, chez mon malade, l'angine diphthéritique était liée à la scarlatine, et que l'angine couenneuse scarlatineuse est généralement moins grave que l'angine couenneuse idiopathique. Je ne veux pas le dissimuler, et, au contraire, je m'attache moi-même à le faire ressortir, car je condamnerais chez moi, plus sévèrement encore que chez un autre, la tendance à changer le caractère des faits, pour leur donner plus d'importance.

décollement ou exfoliation ; 2° la résorption ; 3° la fonte des pseudo-membranes, qui tombent en *deliquium*. (*Loc. cit.*, t. III, p. 117-118.)

Mais, comme je l'ai dit, une circonstance essentielle, l'hérédité, prêtait à l'angine, quoique scarlatineuse, une gravité particulière.

Puis, quand je pense à la disparition si prompte de la diphthérite palatine et tonsillaire après l'administration du bicarbonate de soude, j'ai bien de la peine à ne pas voir là un effet et une cause, et je me demande si le même effet n'aurait point lieu dans la diphthérite idiopathique.

Le sel alcalin, outre son influence antiplastique, doit exercer un effet local ou direct sur la diphthérite, effet qui n'a pas échappé à M. Trousseau, auquel j'ai communiqué le cas de M. Bassompierre, et qui l'a pris en considération, au point de m'avoir dit qu'il ne manquerait pas d'essayer les alcalins dans le traitement de l'angine couenneuse. L'effet local dont je viens de parler, est d'autant plus facile à comprendre qu'un gramme de bicarbonate de soude dans une cuillerée d'eau, est assez difficile à ingérer, et passe *en grattant*, suivant les expressions du malade.

J'ai hésité à publier cette observation, parceque le fait est unique et parce qu'il n'a pas la valeur que lui eût donnée le caractère idiopathique de l'angine ; mais, quand il s'agit d'une maladie meurtrière, et dont les exemples se multiplient, on n'a pas le droit de négliger un indice qui semblerait pouvoir conduire à un traitement de quelque efficacité.

II.

Le paragraphe précédent formait la note que j'ai soumise à à l'Académie des sciences, et dont un extrait, inséré dans le *Bulletin* de cette compagnie, a paru dans les divers journaux de médecine.

On a tenu compte, généralement, de la réserve avec

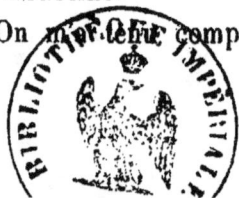

laquelle j'ai proposé le bicarbonate de soude, d'après un seul cas, que j'ai eu soin de réduire à sa juste valeur. Je ne me fais pas un mérite de cette réserve, qui est un devoir, et je m'y renfermerais plus strictement encore, si c'était possible, bien loin de m'en écarter, tant c'est chose sérieuse à mes yeux que de prendre la responsabilité d'une médication nouvelle dans le traitement d'une maladie aussi grave que l'angine couenneuse.

Une objection, pourtant, a été présentée par M. Decham-bre, et je dois dire qu'elle était prévue; je ne l'avais pas dis-cutée à l'avance, pour ne pas donner trop d'étendue à une communication académique.

Voici l'objection dont il s'agit : « Quant au bicarbonate de soude employé dans le but de diminuer la plasticité du sang, dit M. Dechambre, nous ne l'avons pas expérimenté. *Nous dou-tons même fortement que le sang soit moins fluide qu'à l'état normal, surtout à une période avancée de la maladie;* et l'usage de la limonade sulfurique, qui tend à augmenter la plasticité, nous a paru tout au moins exempt d'inconvéniens. » (*Gaz. hebd. de méd. et de chir.*, numéro du 13 avril 1855, p. 267.)

Mais sur quoi me suis-je fondé pour dire que l'angine couen-neuse est caractérisée par un excès de plasticité? Tout simple-ment sur le premier phénomène apercevable de cette angine, lequel est un phénomène de plasticité ; sur l'exsudation pseudo-membraneuse. Niera-t-on que ce soit là un phénomène de plasticité? Il faudrait le nier aussi pour l'exsudation de la pleurite, de la péricardite, de la péritonite. La nature du phénomène ne change point, parce que l'exsudation se fait au travers d'une muqueuse, au lieu de se faire à travers une séreuse. Ce qu'il y a au-dessous de la fausse membrane, dans la muqueuse comme dans la séreuse, c'est une inflammation, une inflammation de mauvaise nature, une inflammation spécifique dans la muqueuse, mais une inflammation. Or, s'il y a quelque chose de certain en physiologie pathologique, c'est que l'exsudation inflammatoire est une exsudation fibrineuse, une exsudation plastique. On n'avait pas besoin de recherches spéciales pour l'établir dans l'angine couenneuse, et les données générales de la physiologie pathologique y suffisaient. Mais abondance de preuves ne nuit pas; et ceux qui désireront ce complément pourront lire les remarques de M. Empis sur l'exsudation d'un liquide séro-muqueux (fibrineux) précédant la formation des fausses membranes (p. 6), et sur la nature fibrino-granulaire de ces productions (p. 40).

Voilà sur quelles considérations je me suis fondé pour dire que l'angine couenneuse se marque par un excès de plasticité.

Il est vrai que l'objection se présente sous une autre forme, plus embarrassante en apparence. On n'admet pas que le sang soit moins fluide ou plus plastique, en d'autres termes, qu'il contienne plus de fibrine chez les individus atteints de diphthérite. Pour ma part, je n'en sais rien, et il est probable que je n'en saurai jamais rien par moi-même, attendu que, selon moi, la saignée générale est radicalement contre-indiquée dans cette holopathie, essentiellement asthénique. Mais je n'ai pas besoin de le savoir. J'admettrai que le sang ne soit pas *moins fluide*; j'irai plus loin, et je supposerai qu'il le soit plus, c'est-à-dire qu'il y ait, comme dans les fièvres exanthématiques, tendance à la diminution de la fibrine, et je soutiens que, même dans ce cas, il ne serait pas impossible qu'il y eût, concurremment, excès de plasticité, quoique les deux faits paraissent contradictoires.

Dans un cas où la fibrine était au-dessus de la moyenne, j'ai vu le sang si peu plastique, qu'il mit plusieurs heures à se coaguler. Il y avait pourtant excès de fibrine. Pourquoi cette diminution de la coagulabilité en regard de l'augmentation de la fibrine? Parce qu'il y a des altérations *qualitatives* aussi bien que des altérations *quantitatives* de la fibrine. Or, si + de fibrine peut correspondre à — de coagulabilité ou de plasticité, ne se pourrait-il pas que, dans quelques cas, nommément dans la diphthérite, — de fibrine correspondît à + de plasticité?

On voudra bien considérer que, dans la rougeole, la scarlatine, la variole, la fièvre typhoïde, il y a inflammation et inflammation très étendue, suppuration, ulcération, et que, néanmoins, il y a tendance à la diminution ou même diminution de la fibrine. Pourquoi donc alors ne pourrait-il pas y avoir exsudation plastique ou excès de plasticité, dans la diphthérite, malgré la tendance à la diminution ou la diminution de la fibrine ?

A part ces raisonnemens, que je crois fondés, et en considérant uniquement le fait de l'exsudation pseudo-membraneuse, phénomène de plasticité, je suis autorisé à dire que, dans la diphthérite en général, dans l'angine couenneuse en particulier, le fait pathogénique le plus élevé auquel on puisse atteindre, est une tendance plastique, caco-plastique, si l'on veut : d'où j'ai cru pouvoir inférer l'indication des carbonates alcalins, et spécialement du bicarbonate de soude ; indication qui va fort au delà du cas particulier de l'angine couenneuse, et destinée, selon moi, à être prise en considération dans le traitement général des inflammations, puisque, par sa propriété antiplastique, ce sel doit avoir pour effet de combattre l'excès de fibrine propre à toutes les phlegmasies franches, outre qu'il tend à neutraliser la diathèse acide, laquelle tient sous sa dépendance un très grand nombre d'inflammations (1).

(1) Le travail de M. Lemaire, sur lequel il fonde son droit de priorité, a précisé-

Quant au fait de **M.** Bassompierre, je le considère, non certes comme une preuve suffisante de l'efficacité du bicarbonate de soude dans l'angine couenneuse, mais seulement comme donnant plus de vraisemblance à la déduction thérapeutique que j'ai formulée, relativement à l'emploi des alcalins, et comme une raison pour les praticiens de se croire autorisés à les essayer. Je ne vais pas plus loin, et autant je serais heureux d'avoir indiqué une médication utile, autant je mettrais de soumission à accepter les faits qui me désabuseraient.

III.

Le cas que je vais rapporter me confirma dans l'opinion que l'angine couenneuse, ou, plus généralement, la diphthérite, est une holopathie; que les fausses membranes sont la manifestation d'un état général, ou, comme on dit, d'une intoxication; et que la mort, terme le plus ordinaire de cette insidieuse maladie, est le résultat, non de la lésion locale, mais de l'état général, à moins que les fausses membranes, formées immédiatement ou après coup dans le larynx (croup), n'apportent un obstacle mécanique au passage de l'air. Encore, dans le croup, quand la trachée a été ouverte opportunément, si la mort survient, c'est l'état général qui la cause, soit par la persistance de l'exsudation, qui continue dans les divisions inférieures de l'arbre respiratoire, soit par l'atteinte profonde portée à la résistance vitale.

Ce cas montrera, en outre, par un exemple, l'inutilité et le danger de la cautérisation.

Le 2 mai 1853, je fus appelé par mon confrère et ami, M. le

ment pour objet de démontrer l'efficacité du bicarbonate de soude dans le traitement des inflammations en général.

docteur de Momigny, médecin à Montmartre, pour voir avec lui une petite fille, affectée, depuis plusieurs jours, d'angine couenneuse. Les parens, qui avaient déjà perdu un enfant de cette maladie et qui confondaient, comme il arrive même à des médecins, l'angine couenneuse avec le croup (1), avaient demandé si une opération ne pourrait point être tentée, et mon confrère, qui n'admettait pas cette indication, voulait mettre sa responsabilité à l'abri. Lorsque j'arrivai, je trouvai la petite fille, assise sur son lit, découpant des images, tranquille, ne se plaignant pas, et paraissant seulement indisposée. Rien n'est plus douloureux, pour le médecin, que ce contraste affreux entre l'apparence rassurante et la réalité si menaçante. C'était une enfant d'une rare beauté, blonde avec de grands yeux bleus, blanche, replète. A la différence d'un grand nombre de maladies, beaucoup moins graves, l'angine couenneuse peut durer longtemps sans réduire sensiblement l'embonpoint. La petite malade respirait parfaitement, et elle n'avait pas eu de crises de suffocation. Évidemment, il n'y avait pas lieu de penser à la trachéotomie, et, dès le premier coup d'œil, cette

(1) L'angine couenneuse et le croup sont des maladies semblables et très différentes : semblables, par la nature des productions morbides qui les caractérisent, les fausses membranes ; très différentes, par le siége de ces productions, qui occupent, dans l'angine couenneuse, l'arrière-gorge, et dans le croup, le larynx, où elles font obstacle au passage de l'air et produisent la suffocation. Les pseudo-membranes, dans le croup, se forment dès le début dans le larynx, ou bien elles se forment d'abord dans l'arrière-gorge, puis dans le larynx, et le croup succède à l'angine couenneuse; on dit alors que les fausses-membranes se sont propagées de l'arrière-gorge dans les voies respiratoires supérieures. Mais c'est une erreur. Il n'y a pas de propagation. La même cause générale qui a donné naissance aux pseudo-membranes de l'arrière-gorge, produit, un peu plus tard, celles du larynx. On n'a pas plus besoin du secours de la propagation pour expliquer la formation du croup dans ce cas, qu'on ne peut l'invoquer quand des angines couenneuses réprimées par les caustiques, sont suivies, après plusieurs jours de guérison apparente, de la production de fausses membranes dans le larynx, ou croup. (Voir le passage cité plus haut, du mémoire de M. Empis.)

question fut tranchée. La peau n'était pas chaude, le pouls était faible, peu fréquent. Des fausses membranes épaisses, d'un blanc jaunâtre, tapissaient l'arrière-gorge; le cou était gonflé, plus à sa base que dans les régions sous-maxillaires. D'ailleurs, la déglutition était facile, et la petite malade but devant moi un demi-verre d'eau sucrée, qui passa très librement. Elle n'accusait aucune douleur. M. de Momigny avait déjà pratiqué quelques cautérisations. J'étais moi-même dans les idées communes sur l'opportunité de la méthode substitutive; et je fis, à mon tour, une cautérisation profonde, aussi étendue que possible, avec l'acide chlorhydrique. L'enfant opposa de la résistance et rougit extrêmement, puis elle demanda à boire et se remit. Je la laissai comme je l'avais trouvée, assise sur son lit, et continuant son jeu.

Il était dix heures et demie. Je devais revenir à deux heures. A une heure, je reçus un billet qui m'annonçait que la pauvre enfant venait de succomber : j'en fus épouvanté. Je me demandai si, malgré toutes les précautions que j'avais prises, malgré l'absence de douleurs le long de l'œsophage et à l'épigastre après la cautérisation, une partie de l'acide n'avait pas pénétré dans l'estomac. Je réclamai avec instance l'autopsie, et nous y procédâmes, M. de Momigny et moi, vingt-six heures après la mort.

Autopsie; habitude extérieure. — Le cadavre est celui d'un enfant bien constitué et de bonne apparence. Le cou est tuméfié, principalement à la base. Une plaie de vésicatoire, qui existe à la nuque, est pseudo-membraneuse dans une petite étendue. Le bord des lèvres est d'un brun noirâtre, comme après l'empoisonnement par les acides concentrés. Il n'existe ni rougeur, ni fausses membranes à la vulve.

Cavité buccale. — La muqueuse de la face postérieure des lèvres est pâle, légèrement épaissie et rugueuse, faiblement piquetée de rouge. La muqueuse linguale, plus épaisse, offre le même aspect. La muqueuse palatine est saine.

Isthme du gosier. — La luette et les amygdales sont racornies par suite de la cautérisation; la différence est énorme entre l'état actuel de ces parties et leur état avant l'application de l'acide chlorhydrique; mais une large fausse membrane tapisse la face postérieure du voile du palais.

Cavité nasale. — De la face postérieure du voile palatin, les fausses membranes, très épaisses, imprégnées de sang, se prolongent dans les fosses nasales, qu'elles tapissent dans plusieurs points. Un tube pseudo-membraneux, sorti de l'intérieur des trompes d'Eustache, se déchire au moment où l'on tire sur un lambeau couenneux du voisinage.

Pharynx. — La paroi postérieure est tapissée par une fausse membrane blanche, consistante, que l'on peut enlever avec la pince en assez larges lambeaux, sans apparence de vascularité. La muqueuse sous-jacente est rouge, couleur de jus de groseille, parsemée de vaisseaux capillaires gorgés de sang, et de papilles dures, du volume d'un grain de millet. Dès la partie inférieure du pharynx, les fausses membranes disparaissent, et la muqueuse reprend son état normal.

Œsophage. — Une grosse sonde y passe facilement et pénètre dans l'estomac. La membrane muqueuse est saine.

Estomac. — La membrane muqueuse offre çà et là de faibles rougeurs. L'orifice pylorique est obstrué par un peloton de fausses membranes pultacées; la membrane muqueuse, en contact avec ce peloton, est d'un rouge livide et épaissie.

Épiglotte, larynx. — Une fausse membrane couvre la face antérieure de l'épiglotte, dont la face postérieure est très rouge, mais exempte de fausses membranes. La glotte est très libre, normale; une grosse sonde la traverse facilement. La muqueuse laryngienne est parfaitement saine; seulement, on voit une petite rougeur ponctuée au-dessous des ventricules.

Les fausses membranes n'ont aucune mauvaise odeur.

Trachée, bronches, poumons. — Rien d'anormal.

Maintenant, il s'agit de déduire les corollaires de ce fait pathologique.

Quelle a été, quelle pouvait être l'utilité de la cautérisation? Voilà la première question à résoudre. On a vu que j'avais cautérisé tout ce qui s'offrait à ma vue, aussi complétement, aussi profondément que possible. Mais, d'une part, nous n'étions pas autorisés à admettre qu'il existât des fausses membranes à la face postérieure du voile, dans les fosses nasales, dans les trompes d'Eustache; et, d'autre part, quand même nous y aurions été autorisés, je n'aurais pu porter le caustique sur tous ces points. Or, comme je l'ai dit, à quoi bon cautériser, quand on ne peut pas tout cautériser? Je m'absous, parce que j'ai suivi la méthode classique, la méthode adoptée et enseignée par les maîtres; mais cette méthode elle-même, je l'ai accusée, et je fais plus aujourd'hui, je la condamne.

Ainsi, la cautérisation n'a pas été et ne pouvait pas être utile.

Deuxième question : La cautérisation a-t-elle été nuisible? Au moins, j'ai la certitude que le caustique n'a point agi au delà des parties sur lesquelles j'avais voulu l'appliquer, comme je l'ai craint un moment à cause de la rapidité de la mort.

Mais la cautérisation, par l'excitation violente qu'elle produit, par les efforts énergiques qu'elle provoque, par l'élévation excessive des manifestations vitales qu'elle suscite momentanément, épuise les ressources de l'organisme, et rapproche le terme fatal. C'est une loi inévitable que ces grandes réactions soient suivies d'un grand affaissement qui hâte la mort. Telle a été la nocuité de la cautérisation dans le cas que je viens de rapporter.

Mais il faut reconnaître aussi que l'angine couenneuse est une maladie dans laquelle existe une opposition très marquée entre les *forces agissantes* et les *forces radicales*, suivant la lumineuse distinction de Barthez, c'est-à-dire entre les forces qui manifestent la vie et celles qui la défendent.

On doit admettre le dogme de Barthez, et l'on peut admettre aussi les termes dont il se sert pour le formuler, à condition de les considérer comme purement de convention, sans rapport avec une substance quelconque, qui serait le *substratum* et l'individualisation matérielle des forces. Il n'y a pas quelque chose comme un souffle, faible ou léger, qui soit une force. Il y a un état de force ou de faiblesse, et au-dessus de cet état, par un artifice logique, pour donner plus de relief à la pensée, on suppose des forces, accrues ou réduites. C'est, au fond, comme si l'on disait que l'organisme manifeste plus de résistance qu'il n'en possède réellement. Cette dernière formule sera du goût du plus grand nombre; mais ce n'était point une raison pour ne pas rappeler dans ses termes mêmes l'essentielle distinction de l'illustre chancelier.

Il en est des *forces agissantes* et des *forces radicales* comme du principe vital, d'après Barthez lui-même : c'est tout simplement une manière de dire.

Pour en revenir à la cautérisation dans le cas dont je fais l'analyse, il est évident qu'elle n'a pas été utile et qu'elle a été nuisible. C'est ce qui a lieu toujours, et ce qui la condamne, à moins que les fausses membranes n'aient leur siége dans le larynx. Dans ce cas, il peut être utile de cautériser, comme l'a fait encore récemment, avec succès, mon collègue et ami,

M. Bouchut; mais alors la cautérisation a un intérêt purement local, et s'applique à un accident très menaçant de la
maladie, non à la maladie elle-même.

Je passe à une autre considération, d'une importance fon-
damentale. Voilà une petite fille qui meurt avec des fausses
membranes dans l'arrière-gorge, dans les fosses nasales, dans
les trompes d'Eustache, sans en souffrir ou en en souffrant
très peu, sans gêne appréciable dans aucune fonction, respi-
rant parfaitement, avalant librement, — de quoi donc meurt-
elle? Ce ne peut être de l'état local, puisqu'il occasionne si
peu de trouble. C'est donc de l'état général? Oui, c'est de l'état
général : il est impossible d'en douter. La vie, dans l'angine
couenneuse, est enrayée par l'effet d'un miasme inconnu, qui
déprime l'organisme, parfois au milieu des apparences les
plus rassurantes.

Donc l'angine couenneuse est essentiellement une holopathie, bien loin d'être simplement une maladie de la gorge.
Ce n'est pas plus une maladie de la gorge, que l'image réflé-
chie par le miroir n'est le corps qui produit cette image. Et
cela est si vrai, qu'on voit des fausses membranes se montrer
concurremment aux parties génitales; que, dans une récente
communication à l'Académie de médecine, un médecin vété-
rinaire, M. Raynal, a présenté des pièces pathologiques pro-
venant de deux poules mortes de diphthérite, et dans lesquelles
on voyait des pseudo-membranes tubulaires à la surface interne
des intestins (1). Mais pourrait-on dire, c'est une maladie des

---

(1) Ce fait de pathologie comparée et les cas dans lesquels M. Guersant a trouvé
des fausses membranes dans l'estomac, doivent être mis en regard de cette assertion
de M. Empis, formulée d'ailleurs avec toute réserve : « .... *Il semble*, dit cet obser-
vateur, que les parties complétement soustraites au contact de l'air soient réfrac-
taires à l'envahissement de la maladie.... Nous n'avons jamais vu la diphthérite
véritable se propager, par voie de continuité, dans l'œsophage et les parties du tube

muqueuses. D'abord il existe une diphthérite cutanée; ensuite, autant vaudrait dire que la scarlatine, la rougeole, la variole, la suette, sont des maladies de la peau, et que la fièvre typhoïde est une maladie de l'intestin.

Quand on voit une affection locale, qui ne produit que peu de troubles fonctionnels, être suivie de la mort, on peut affirmer qu'il y avait autre chose que la lésion locale , et que l'organisme tout entier était livré à un ennemi. Voilà un caractère des holopathies. Un autre caractère est fourni par la *dissémination* ou la *succession* d'un certain nombre d'accidens morbides de même nature. Un troisième consiste dans l'absence de toute cause locale à laquelle on puisse rapporter l'affection. Enfin, un quatrième est tiré de la thérapeutique, qui montre une affection locale disparaissant sous l'influence d'un modificateur général. Ces quatre caractères forment le *criterium* des holopathies, mais il n'est pas nécessaire qu'ils soient réunis, pas plus qu'ils n'ont individuellement un caractère absolu.

On a vu que la membrane muqueuse pylorique était rouge et épaissie au contact des fausses membranes pelotonnées; cette circonstance est digne d'attention, et semble indiquer la nécessité d'aider à l'expuition des fausses membranes, *en temps opportun*, c'est-à-dire lorsque le travail sous-jacent a commencé à les séparer, ou lorsqu'elles ont subi ce ramollissement, cette fonte, dont parle M. Guersant. Il se pourrait que la dégluti-

digestif soustraites à l'influence de l'air.... Il n'en est pas de même des exsudations du muguet, qui, contrairement à la diphthérite, ont une grande tendance à se propager au tube digestif, tandis qu'elles ne s'étendent pas aux organes respiratoires. » (P. 16-17.) — La proposition de M. Empis restera toujours comme l'expression de la loi générale; seulement cette loi souffre quelques exceptions. L'opposition qu'il signale entre la diphthérite et le muguet est une preuve frappante de l'existence de l'*affinité morbide*, dont je dirai un mot plus loin.

tion des fausses membranes et leur présence dans l'estomac eût une part à la production de cette diphthérite gastrique observée, à titre de complication de l'angine couenneuse, par Guersant : mode pathogénique très différent d'ailleurs de celui que l'on fait dériver, par une fausse interprétation, de la propriété extensive des fausses membranes.

IV.

La considération attentive des phénomènes de la diphthérite a déjà porté les médecins à rapprocher cette maladie de la classe des fièvres éruptives.

Il y a, dans toute fièvre éruptive : 1o un poison dans le sang; 2o un effet de ce poison sur les solides, particulièrement sur le système nerveux ; 3o une manifestation locale et spécifique de ce poison, qui cherche son élimination à l'un ou l'autre tégument, et dans tel ou tel élément de ce tégument, à la faveur d'une *affinité morbide,* analogue à l'affinité physiologique qui dirige les matériaux des sécrétions normales vers tel ou tel émonctoire naturel, soit les tubes urinifères ou les glandes sudoripares. Toute fièvre éruptive est une sécrétion pathologique, accomplie au milieu d'une scène morbide plus ou moins véhémente et périlleuse. En suivant cette idée, on voit que toute holopathie, toute diathèse, est une maladie éruptive (je ne dis pas une *fièvre* éruptive). Qu'est-ce autre chose que la morve, et la syphilis, et les dartres, et le rhumatisme, etc.? A cet égard, la grande doctrine pathologique qui voit dans la maladie une réaction plus ou moins violente du principe de l'unité physiologique, se soulevant contre une cause morbide dont il poursuit l'expulsion, à ses risques et périls, à travers des voies diverses selon les cas, cette doctrine que l'on fait remonter à Hippocrate, est fondée et même inattaquable, si, dans la forme, on substitue la donnée organique à la donnée métaphysique.

Mais je m'engage ici dans une voie qui me conduirait trop loin, et je reviens à la diphthérite. Je dis qu'on a les plus fortes raisons de la considérer comme une fièvre éruptive. 1º Il y a un poison dans le sang; 2º ce poison marque son effet sur les solides, particulièrement sur le système nerveux, par un état général hyposthénique; 3º il se manifeste à un tégument sous la forme d'exsudation plastique.

Cela posé, quels sont les préceptes qui gouvernent la thérapeutique des fièvres éruptives? Il en est trois principaux :

Premièrement, dégager les organes où peut se concentrer l'action organique, dans l'imminence de l'éruption;

Deuxièmement, respecter l'éruption et favoriser l'épuisement de la cause morbide ;

Troisièmement, veiller à l'état général et aux épiphénomènes.

Faisons l'application de ces préceptes à la diphthérite, ou, plus spécialement, à l'angine couenneuse.

Premièrement, dégager les organes où peut se concentrer l'action morbide, dans l'imminence de l'éruption.

Il arrive qu'au moment où l'éruption va se produire, au milieu de la conflagration qui la précède, l'action organique se concentre dans un organe, le cerveau, l'estomac, les bronches, ce qui se manifeste par des convulsions, par des vomissemens, par une toux violente, avec accélération de l'acte respiratoire. (Voir, à ce sujet, une note succincte que j'ai insérée dans la *France médicale et pharmaceutique*, numéro du 1er mars 1855, page 72, 2º colonne, et que j'ai omis de signer.)

L'indication est alors de dégager l'organe envahi par suite

d'une sorte d'erreur de lieu : réfrigération de la tête dans l'organopathie cérébrale ; potion avec l'opium, l'eau de laurier-cerise et le sirop d'éther, dans l'organopathie gastrique ; potion avec l'ipéca et le kermès, dans l'organopathie bronchique. On peut encore dégager l'organe envahi en opérant une révulsion ou appel sur le tégument vers lequel l'affinité morbide dirige le poison morbide, comme l'a fait mon ami, le docteur Antonin Buttura, dans un cas remarquable. Un enfant avait des convulsions ; il régnait une épidémie de variole ; c'était à la campagne, dans une habitation pauvre, éloignée de toute ressource. M. Buttura fit battre l'enfant avec des orties ; le cerveau se dégagea, et une belle variole parut (1).

Pareille nécessité ne se présente jamais dans la diphthérite, qui est une fièvre éruptive à caractère sub-aigu. Ces sortes de divagations préalables et menaçantes du poison morbide sont le propre des fièvres éruptives à forme aiguë.

Deuxièmement, respecter l'éruption et favoriser l'épuisement de la cause morbide.

Respecter l'éruption. — Sur ce point, les praticiens sont unanimes. Tout ce qu'on tente contre l'éruption tourne ou risque de tourner contre l'organisation, contre la vie. Aussi, l'on ne fait rien dans ce sens, et l'on s'en garde. Pourquoi donc agir autrement dans la diphthérite ? Certes, quand l'éruption se fait dans le larynx, on a le droit et le devoir d'agir contre elle, parce que là, elle attaque directement la vie ; comme, dans la variole, on a le droit et le devoir d'agir, quand elle s'étend aux organes de la vue, ou, par une extension plausible, quand on veut préserver les traits du visage d'une profonde et irrémédiable détérioration. Mais, à part ces excep-

_____

(1) Le médecin de la localité croyait à une *fièvre cérébrale.*

tions, pourquoi, je le demande, porter la main sur l'éruption membraniforme, qui, par elle-même, donne lieu à si peu de troubles et qui n'est pour rien dans l'effroyable gravité de la maladie, gravité qui provient exclusivement de l'atteinte générale portée à l'organisme ? Une pareille méthode n'est pas justifiable en raison, et les faits, attentivement considérés, ne lui prêtent aucun appui.

Favoriser l'épuisement de la cause. — Les boissons chaudes que l'on prescrit dans la rougeole, dans la scarlatine, dans la suette, ont pour effet d'épuiser la cause morbide en la poussant avec force à la peau. Après chaque prise de boisson chaude, on entend souvent les enfants rubéoleux se plaindre plus amèrement des picotemens et de l'ardente chaleur qu'ils éprouvent, et même, au bout de quelque temps, instruits de cet effet, ils refusent souvent de boire. Les diaphorétiques, administrés dans la fièvre typhoïde, entre autres l'acétate ammoniacal uni au laudanum, médication préconisée par M. le baron Michel de Tretaigne, qui en a retiré d'excellens effets dans son service à l'hôpital militaire du Gros-Caillou, ont pour but également d'épuiser le miasme par les sueurs. L'es--prit de Mindererus (1), conseillé dans le traitement de l'angine couenneuse, tend au même effet. Mais, ici, on a quelque chance peut-être d'aller plus loin et de neutraliser la cause en s'opposant au phénomène par lequel elle se manifeste, qui est, comme je l'ai dit et répété, un phénomène de plasticité : la médication alcaline en général, le bicarbonate de soude en particulier, sont proposés dans ce but.

Troisièmement, veiller à l'état général et aux épiphéno-

(1) C'est encore l'acétate d'ammoniaque, comme chacun sait, mais mieux préparé.

mènes. — L'état général, dans la diphthérite, est asthénique. Il y faut remédier par la médication tonique ; mais il convient d'être réservé sur les excitans, parcequ'ils augmentent momentanément la résistance vitale et la diminuent en réalité.

J'ai déjà indiqué la nécessité de favoriser, au moment opportun, l'expuition des fausses membranes : j'y voudrais pourvoir surtout par des moyens mécaniques, toujours pour éviter de porter atteinte à la résistance vitale, ce qui aurait lieu par l'usage des vomitifs, surtout du tartre stibié.

Je ne puis entrer dans le détail des indications partielles qui surgissent à tout instant dans un cas donné, et où se fait connaître le véritable médecin. Il en est du traitement des maladies, par rapport aux indications auxquelles il doit répondre, comme d'un pays par rapport aux voies de communication qui le sillonnent : la grande route est ce qu'il y a de plus essentiel, mais les chemins secondaires et jusqu'aux plus petits sentiers ont bien aussi leur importance.

Il est cependant une circonstance à laquelle il faut que je m'arrête un moment : je veux parler de la putridité des fausses membranes, ce qui constitue l'angine dite gangréneuse, ou du moins une forme de cette angine, que je n'ai jamais observée. Cette formidable variété semblerait, par exception, exiger la cautérisation, car il faut absolument modifier une surface qui forme un foyer putride à l'entrée des voies respiratoires.

Mais peut-être serait-il plus conforme aux vrais principes de s'en tenir aux simples désinfectans, par exemple, aux gargarismes avec une solution légère de nitrate de plomb et au *badigeonnage* de la gorge avec un pinceau trempé dans une dissolution plus rapprochée de ce sel. Le chlorure d'oxyde de sodium étendu est le moyen classique en cas pareil.

V.

Prévenir les maladies est le but suprême de l'art ; c'est aussi le bienfait dont on lui est le moins reconnaissant, parce qu'il est généralement inaperçu.

C'est surtout quand il s'agit d'une maladie aussi grave que l'angine couenneuse qu'il faut, par tous les moyens possibles, s'attacher à prévenir le mal.

Mais, ces moyens, quels sont-ils ?

L'étiologie contient la prophylaxie. Faisons l'application de cette donnée à l'angine couenneuse.

L'angine couenneuse est une maladie des pays plats, tempérés et humides, qui sont, aux yeux du pathologiste, le domaine du catarrhe sous toutes ses formes. La Touraine est appelée le jardin de la France à cause de sa fertilité, mais elle doit cette fertilité aux nombreux cours d'eau qui la parcourent, et ce qui fait sa beauté, fait aussi le grand nombre de diphthérites qu'on y observe.

D'un autre côté, nous savons que l'angine couenneuse est souvent une maladie de famille, une maladie héréditaire.

Dès lors, les deux termes principaux de la prophylaxie nous sont connus.

Si la tendance héréditaire à la diphthérite existe dans une famille habitant une localité basse, froide et humide, le dépaysement (1) offre à cette famille une chance avérée de préservation.

Malheureusement, il est le plus souvent impossible aux

_____

(1) La commission du *Dictionnaire* de l'Académie française serait bien en peine, je pense, de donner les raisons qui lui ont fait exclure ce mot, qui appartenait à la langue, qui a été maintenu par Boiste, et dont la signification précise, dont la nécessité, se montrent ici clairement.

familles entachées de vice diphthéritique de mettre cette chance
à profit, parce que des raisons plus fortes que la crainte même
de la mort les forcent à rester dans le pays où elles habitent.
Parfois, et pour ces raisons, on ne peut même pas obtenir un
simple changement de domicile. C'était le cas de cette famille
dont j'ai parlé, dans laquelle trois enfans furent affectés d'angine couenneuse à des époques différentes, et qui habitait une
maison au bas d'une côte, à proximité d'arbres touffus.

Mais quelques familles, du moins, sont assez heureuses pour
pouvoir s'assurer le bénéfice du dépaysement.

Au rapport de M. Bertrand, cité par Guersant dans son
article CROUP du *Dictionnaire de médecine*, la diphthérite, sous
sa forme la plus redoutable, le croup, est très rare dans les
montagnes de l'Auvergne; d'où l'on est autorisé à inférer
qu'il pourrait suffire du séjour dans les montagnes pour con-
jurer les effets de la prédisposition héréditaire à la diphthérite.

On pourrait être plus explicite sur ce point essentiel, si
l'on était en possession d'une statistique médicale de la France.
Ce serait la tâche d'une administration éclairée de fournir au
corps médical les moyens de réaliser une œuvre si importante. L'œuvre se fera tôt ou tard, de gré ou de force; à son
insu ou de propos délibéré, l'administration publique deviendra hygiénique et médicale, et les hommes spéciaux, compris
aujourd'hui dans une hiérarchie administrative relativement
ignorante, y auront une existence indépendante. Tout médecin sera membre d'une administration, qui sera l'administration de la santé publique, et qui aura une existence distincte,
partant une activité propre et une utilité incalculable.

Mais c'est trop insister sur une idée qui n'est et longtemps
encore ne sera qu'un rêve. Revenons au sujet de ce paragraphe.

Lorsque la lignée entachée ne peut se dépayser, il faut lui conseiller, dans la même localité, le séjour dans une habitation située le plus haut possible, dans cette habitation l'étage le plus élevé, et, en outre, une bonne exposition. L'exposition Sud est la meilleure en cas pareil; vient ensuite l'exposition Ouest. L'exposition Nord est mauvaise, mais plus mauvaise encore, s'il m'est permis de parler d'après ce que j'ai vu à Paris, est l'exposition au Levant. Je ne connais pas de condition plus funeste que le séjour dans des pièces à l'Est pour des enfans sujets aux inflammations catarrhales de la gorge et de la poitrine. Aux époques où règne le vent d'Est, vers trois ou quatre heures du matin, à travers les volets, fussent-ils doublés de tentures, un air aigre et froid, agaçant et irritant, se glisse dans les pièces ainsi exposées, et, malgré le feu qu'on y entretient, les malades atteints de bronchite ou de pneumonie en éprouvent régulièrement un redoublement de toux.

D'une manière générale, je ne sache pas de plus mauvaise constitution atmosphérique que celle où prédomine le vent d'Est. Tout le monde n'est pas apte à juger de cette influence, parce que tout le monde, heureusement, n'est pas organisé pour en souffrir. Les personnes nerveuses, prédisposées au catarrhe et au rhumatisme, qui sont en grand nombre partout, mais surtout dans les pays froids et humides, subissent douloureusement l'influence des vents d'Est, qui, même en Russie, sont fort redoutés, d'après ce que m'ont rapporté des Russes auxquels j'ai eu occasion de donner des soins. Que les gens qui se piquent d'exactitude et qui croient que l'on peut faire de la médecine une science mathématique, expliquent, s'ils le peuvent, comment une circonstance atmosphérique, si désagréable ou même si menaçante pour les uns, est totalement indifférente pour les autres (1).

Tous les moyens propres à fortifier la constitution, les exercices gymnastiques, l'hydrothérapie, les sulfureux surtout, qui sont en quelque sorte spécifiques contre les maladies catarrhales, doivent être prescrits, à titre prophylactique, contre la diphthérite.

Je fais jouer un grand rôle à l'hérédité ; mais je n'entends pas dire qu'elle soit absolument indispensable à la production de l'angine couenneuse ; aussi conseillerais-je indistinctement à toutes les personnes habitant une localité où sévirait l'angine couenneuse, endémiquement ou épidémiquement, de prendre les précautions nécessaires pour se mettre en garde contre cette maladie.

Post scriptum. — Ce mémoire était rédigé lorsque les journaux ont publié la revendication de priorité de M. le docteur Jules Lemaire, adressée à l'Académie des sciences.

Voici cette réclamation :

« Une observation sur l'emploi du bicarbonate de soude chez un malade atteint d'angine couenneuse a été récemment présentée à l'Académie. Qu'il me soit permis de réclamer près d'elle la priorité de cette application. J'ai publié, en 1853, un mémoire intitulé : *De l'emploi du bicarbonate de soude comme antiphlogistique.* Ce travail contient six observations d'angine couenneuse et de croup guéris rapidement par le bicarbonate

---

(1) C'est le vent d'Est *par lui-même* qui est la cause des mauvais effets de l'exposition Est. Je ne crois pas que M. Junod s'en soit bien rendu compte, dans la communication, très intéressante d'ailleurs, qu'il a faite récemment à l'Académie des sciences, et dans laquelle il invoque la tendance des villes, en général, à fuir le Levant, c'est-à-dire à se développer à l'Ouest ; opinion qui a été appuyée par M. Élie de Beaumont.

de soude à haute dose. J'ai formulé dans ce travail une potion
et un bain antiphlogistiques (1). Depuis cette époque, j'ai
recueilli un plus grand nombre d'observations d'angine couenneuse guéries rapidement par ce même médicament. J'ajouterai
que presque tous les journaux de médecine de Paris ont
reproduit mon travail, soit en entier, soit par extrait, en
1853. »

Le travail cité par M. Lemaire a été publié dans le *Moniteur
des hôpitaux* (1853, nos 83, 84, 85).

Je me suis empressé de le lire, et quoique les points de vue
dont nous sommes partis, M. Lemaire et moi, soient très
différens, je me fais un devoir de déclarer que la priorité lui
est acquise *sur moi*, pour l'emploi du bicarbonate de soude
contre l'angine couenneuse.

On voudra bien se rappeler que j'ai écrit ce mémoire autant
pour combattre la cautérisation que pour préconiser l'emploi
du sel alcalin ; si mon travail offrait quelque originalité, c'est
en cela qu'elle consisterait.

Dans la crainte que j'éprouvais d'assumer une grave responsabilité en conseillant un moyen thérapeutique peut-être inef-
ficace, d'après un seul fait qui pouvait m'avoir abusé, j'ai été
très heureux de lire les observations d'angine couenneuse et

---

(1) Voici les formules de l'auteur :

1o *Potion antiphlogistique (pour adulte).*

Eau commune.	350 grammes.
Bicarbonate de soude	8 —
Sirop de fleur d'oranger.	30 —

A prendre par cuillerées à soupe tous les quarts d'heure. Chez les enfans, on varie
la dose du sel alcalin de 3 à 6 grammes par vingt-quatre heures.

2o *Bain antiphlogistique.*

Eau	200 litres.
Bicarbonate de soude	400 grammes.

de croup guéris par le bicarbonate de soude, contenues dans le mémoire de M. Lemaire.

Ce mémoire, par son importance pratique, sort de la ligne ordinaire des travaux publiés dans nos recueils; on y voit un esprit judicieux, familiarisé avec les notions de la chimie médicale et de la thérapeutique.

M. Lemaire, pour employer et préconiser l'emploi des carbonates alcalins dans le traitement des phlegmasies en général, est parti de ce fait incontestable, que, dans les inflammations, la proportion de la fibrine est augmentée dans le sang.

Pour employer les carbonates alcalins dans la diphthérite, notamment dans l'angine couenneuse, je suis parti de cet autre fait, que le phénomène par lequel la maladie se manifeste et qui consiste dans la production de fausses membranes, est un phénomène ultrà-plastique. J'ignore s'il y a plus de fibrine dans le sang, et il est possible qu'il n'y en ait pas plus, ou même qu'il y en ait moins; mais je vois se former un produit qui atteste un excès de plasticité, et j'attaque l'excès de plasticité par l'administration des antiplastiques.

M. Lemaire doute si l'excès de fibrine dans l'inflammation est primitif ou consécutif. Je ne doute pas, pour mon compte, qu'il ne soit consécutif, au moins à l'irritation qui marque le début de l'inflammation, attendu qu'il se produit dans les inflammations traumatiques, aussi bien que dans les inflammations dites spontanées. Il est consécutif, et même on peut, avec Rasori, le rattacher à l'élévation de température qui accompagne l'inflammation. Les expériences dans lesquelles j'ai vu la fibrine augmenter appréciablement dans le sang coagulé à chaud, autorisent suffisamment cette opinion, contre laquelle M. Becquerel a élevé une objection vaine, dans ses leçons sur les altérations du sang, publiées par le *Moniteur des hôpitaux*. Cette objection consiste à dire que, dans les pyrexies, dans la fièvre typhoïde, par exemple, il y a grande élévation de la température du corps, et que, néanmoins, la fibrine est réduite, ou tend à se réduire.

Je dis que cette objection est vaine, parce que les pyrexies sortent du cadre des inflammations, et ce qui le prouve bien, c'est que, malgré les inflammations qui existent, soit à la peau, soit aux muqueuses, dans les diverses pyrexies, la fibrine n'augmente pas. Si l'objection avait quelque valeur contre mon opinion sur le mode suivant lequel se produit l'excès de fibrine dans l'inflammation en général, si l'on pouvait dire que l'excès de température n'y fait rien, parce que, dans les pyrexies, la fibrine diminue ou tend à diminuer, nonobstant l'excès de température, on pourrait également élever cette objection contre le rapport si solidement établi entre l'inflammation et l'excès de fibrine, et dire que celle-là n'est pour rien dans celui-ci, puisque, dans les pyrexies, il y a inflammation (inflammation de la peau dans la rougeole, etc., inflammation de l'intestin dans la fièvre typhoïde), et que, néanmoins, la fibrine, bien loin d'augmenter, diminue ou tend à diminuer.

Mais, que l'excès de fibrine dans l'inflammation soit primitif ou consécutif, on est autorisé à penser qu'il ajoute à l'inflammation une circonstance défavorable, qui doit en augmenter l'intensité et en prolonger la durée. Aussi avais-je été conduit, de mon côté, avant d'avoir eu connaissance du travail de M. Lemaire, à proposer, incidemment, l'emploi des alcalins dans le traitement de l'inflammation en général.

Le mémoire de M. Lemaire est surtout clinique. Il comprend d'abord quatre cas de pneumonie, dans lesquels le bicarbonate de soude a été administré avec grand succès, et cela lorsque le pronostic le plus fâcheux avait été porté par des hommes tels que M. Andral.

Viennent ensuite trois observations d'angine couenneuse et trois observations de croup. Je ferai abstraction de la dernière observation de croup, parce d'autres moyens énergiques furent employés conjointement avec le sel alcalin ; mais je demande la permission de reproduire l'observation suivante, qui, véritablement, est bien remarquable :

« J. Ph..., âgé de 5 ans, fut pris, il y a deux ans, de tous les symptômes du croup : il y avait quelques points pseudo-membraneux dans la gorge. Les vomitifs, les sangsues, les sinapismes, furent employés, ainsi que le bicarbonate de soude et des vapeurs d'eau autour du lit du malade. Il guérit très bien.

» Le même malade fut pris, le 27 mars dernier, des mêmes accidens qu'il y a deux ans, si ce n'est que la gorge ne présentait point de plaques pseudo-membraneuses. Il n'y avait de caractéristique que la voix et la toux croupales ; il existait à peine de fièvre. Mon ami le docteur Ricard, qui vit le malade en mon absence, se demanda si ces accidens n'étaient pas spasmodiques. Je m'adressai la même question. Quelques antispasmodiques (musc et eau de laurier-cerise) furent employés sans succès. Les accidens persistant, le tartre stibié fut administré, six sangsues furent appliquées sur les côtés du larynx, et des sinapismes furent promenés sur les extrémités. Le lendemain, le tartre stibié fut continué, et le corps littéralement couvert de sinapismes. Les amygdales étaient gonflées et injectées ; le voile du palais et ses piliers, la luette et le pharynx, présentaient la même injection, mais il n'existait point de fausses membranes sur ces parties. J'appliquai un sel avide d'eau qui réduisit immédiatement le volume des amygdales. Nous en étions là, lorsque, à la suite d'un accès de dyspnée, l'enfant vomit et rendit une fausse membrane de 3 centimètres de long sur 1 centimètre environ de large. — Il ne pouvait plus y avoir de doutes sur la nature de l'affection.

C'était bien le terrible croup. Je prescrivis immédiatement une potion avec 4 grammes de bicarbonate de soude. Je revis l'enfant quelques heures après : il était calme, il avait dormi. Le calme était tel, que les parens pensèrent que le médicament était calmant. On le continua, et une seconde potion fut faite.

» Par une erreur fatale, le pharmacien donna de l'acide tartrique au lieu de bicarbonate. Les accidens reparurent, et le père de l'enfant les attribua à la potion qui n'avait pas le même aspect que la première. Je constatai l'erreur ; mais un temps précieux était perdu, et de plus, l'acide tartrique avait agi en sens inverse du médicament alcalin ; il avait même pu détruire celui qui existait dans l'économie. Les accidens devinrent tels, que, dans la nuit, il fallut pratiquer la trachéotomie, qui fut faite par le docteur Clerc, en présence de MM. Thierry, Aubrun, Ricard et moi : l'asphyxie était imminente.

» Malgré l'opération, l'enfant fut soumis au traitement alcalin pendant trois jours. Il ne s'est présenté aucun accident, si ce n'est une légère épistaxis deux jours de suite. Au bout de huit jours, la canule fut enlevée, et trois jours après la plaie était complètement fermée ; il ne restait que quelques bourgeons charnus, que l'on réprima avec le nitrate d'argent. Il est très bien guéri ; la voix revient peu à peu à son timbre normal. »

N'est-on pas autorisé à regarder ce cas comme doublement probant, puisqu'il montre successivement le bon effet du médicament alcalin, l'effet désastreux d'un médicament acide administré par erreur, enfin de nouveau le bon effet du premier agent thérapeutique ?

Je me bornerai à analyser les quatre autres cas (trois d'angine couenneuse, et un de croup).

I. — Diphthérite de toute la bouche, de l'isthme du gosier et du pharynx, chez une femme de 72 ans, après trois jours de grippe abdominale (ce qui concourt à prouver la nature catarrhale de la diphthérite). On détache presque toutes les fausses membranes à l'aide de se's avides d'eau ; mais le lendemain elles se sont reproduites. 4 grammes de bicarbonate de soude dans un litre d'eau gommée. La déglutition étant difficile, on prescrit deux bains alcalins dans les quarante-huit heures. Comme la malade boit peu, on met du bicarbonate dans son bouillon. L'état général s'améliore notablement, mais les fausses membranes ne disparaissent complétement que douze jours après le commencement du traitement alcalin.

II. — Fille de 27 ans. Angine couenneuse commençante. Boissons et gargarismes émolliens, pédiluves sinapisés, un purgatif (M. Lemaire croit utile de donner un évacuant, purgatif ou vomitif, avant d'administrer le sel alcalin). Le lendemain, la maladie s'est développée. On applique des sels avides d'eau sur les fausses membranes, qui se détachent, mais se reproduisent. 8 grammes de bicarbonate de soude ; la malade croit prendre un calmant, attendu que chaque cuillerée de liquide alcalin la soulage. Le pouls descend de 115 à 90. On donne la même dose encore pendant deux jours, et, le quatrième, les fausses membranes ont disparu ; la malade s'est levée ; M. Lemaire la trouve occupée à la couture ; pouls à 70.

III. — Angine gutturale avec fausses membranes tonsillaires, très épaisses et très adhérentes, survenue par un temps froid et pluvieux, chez une femme âgée de 54 ans. 40 grammes de sel de Sedlitz, qui déterminent deux vomissemens de matières bilieuses ; gargarisme émollient ; deux pédiluves sinapisés. Vingt-quatre heures après, le mal s'est aggravé : le pouls, qui était à 95, est à 105 ; déglutition plus difficile. On donne 8 grammes de bicarbonate de soude : le pouls tombe à 90 ; les fausses membranes commencent à se détacher. Même dose de médicament : pouls à 75 ; les fausses membranes disparaissent. A la quatrième visite, il ne reste plus qu'un peu d'injection dans la gorge ; déglutition des boissons et des *alimens* facile.

IV. — Petite fille de 6 ans. Voix et toux rauques ; pouls à 120 ; points pseudo-membraneux sur le voile du palais et sur les amygdales. Tartre stibié, 0,1 : on trouve une fausse membrane bien caractérisée dans les matières vomies. Six sangsues ; sinapismes : suffocation au milieu de la nuit. On applique un large sinapisme sur le ventre, et on donne le bicarbonate de soude. Amélioration rapide. Le bicarbonate est continué les deux jours suivans. Guérison parfaite, après l'administration de 9 grammes de ce sel.

Voilà des faits qui semblent décisifs, et l'on serait porté à trouver que M. Lemaire est lui-même bien difficile à convaincre lorsqu'il dit, en concluant : « J'ai trop expérimenté de médicamens pour me laisser entraîner par un enthousiasme irréfléchi..... Je soumets les faits que j'ai observés aux praticiens, dans l'espoir que d'autres, plus nombreux, viendront les confirmer, et qu'alors la méthode pourra être acceptée. »

Mais il faut louer cette réserve, au lieu de s'en étonner.

M. Luzsinski, de Vienne, annonce avoir traité 30 enfans atteints du croup par les alcalins, à titre de médication principale. Il divise les cas de croup en légers, graves et très graves. Les cas légers ont tous été guéris ; les cas graves l'ont été dans la proportion de 13 contre 2 morts, et les très graves dans la proportion de 1 contre 5. Il faudrait avoir les observations sous les yeux, pour se faire une idée exacte de la valeur de cette statistique, d'autant plus que, pour nous, il n'existe pas de cas *légers* de croup *proprement dit*. M. Luzsinski emploie le carbonate de potasse au lieu du sel de soude, et il dirige la médication alcaline contre une *crase particulière* qu'il considère comme le *fondement du croup*, ce qui prouve que le médecin de Vienne est dans les mêmes idées que nous sur la diphthérite, le mot *crase* représentant ici l'idée de diathèse ou d'holopathie. Il est fort à désirer que les faits de M. Luzsinski soient publiés avec détail ; à cette condition, ils pourront de-

venir un puissant argument à l'appui de la médication alcaline dans le traitement de la diphthérite.

Sur la question de priorité, le rédacteur du journal allemand
(*Wiener med. wochenschrift,* n° 6, 1855), auquel l'UNION MÉDI-
CALE (n° 45, 1855) a emprunté l'énoncé des cas de M. Luzsinski, fait une remarque qu'il est de mon devoir de citer :
« L'administration des alcalins, dit-il, n'est d'ailleurs pas tout
à fait nouvelle ; l'ammoniaque caustique et son carbonate *intùs
et extrà* ont trouvé de chauds partisans (Caron, Czekierski,
Wolf) ; le foie de soufre, de Double, exerce également une
action alcaline fluidifiante ; enfin, le *Journal de Hufeland,* depuis 1815, contient des observations de croup traité par le
carbonate de potasse (Hellewag, Voss, Hufeland, Darfmul-
ler, etc.). Dans ces cas, la question de priorité ne peut être
mise en jeu ; il reste à MM. Marchal et Luzsinski le mérite
d'avoir montré aux praticiens les ressources que les alcalins
leur offrent contre ces maladies et d'avoir rationalisé leur
emploi. »

M. Lemaire, de son côté, cite Mascagni comme ayant eu le
premier l'idée de prescrire les alcalins dans le traitement de
la pleurite et de la péritonite. L'auteur italien se fondait sur
la dissolution des concrétions fibrino-albumineuses propres à
ces deux inflammations, dans une eau même peu chargée de
potasse ou de soude. Mascagni donnait le carbonate de potasse.

Les remarques et l'observation de M. le docteur Melchior
Robert, sur la guérison des chancres diphthéritiques par l'usage
du bicarbonate de soude *intùs et extrà* (UNION MÉDICALE,
n° 54, 1855) ; l'observation de M. le docteur Sère, de Muret,
relative à un cas d'artérite oblitérante ayant donné lieu à la
formation de cinq plaques gangréneuses et ayant guéri sous

l'influence de ce sel (Union Médicale, n° 61, 1855), confirment les bons effets de la médication alcaline.

Finalement, lorsque j'ai écrit mon mémoire, je proposais le bicarbonate de soude contre la diphthérite, avec hésitation et même avec une certaine anxiété; aujourd'hui, je suis rassuré, et je crois que l'on ne peut s'empêcher de prendre ce moyen en considération.

Je répète, en terminant, que le bicarbonate de soude s'attaque au premier effet appréciable du poison morbide, et non, malheureusement, à ce poison lui-même. Qui sait si l'iode, assez puissant pour neutraliser le *curare*, et signalé par un chimiste aussi distingué que modeste, M. Duroy, comme un précieux antiseptique, n'offrirait pas ici une importante ressource?... C'est un moyen à expérimenter, comme le croit aussi M. le docteur Amédée Forget; c'est une voie à tenter, car je n'ai pas la prétention d'avoir dit le dernier mot sur le traitement de l'angine couenneuse, dont quelques cas, d'ailleurs, par leur formidable gravité, seront toujours au-dessus de tous les secours de l'art.

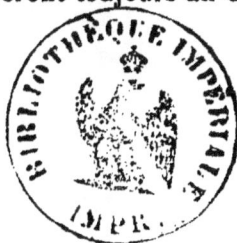

FIN.

Paris.— Typographie Félix Malteste et Cie, rue des Deux-Portes-St-Sauveur, 22.